U0396179

100个远离焦虑的小方法

[加]奥利弗·卢克·德洛里 著　　孙锦甜 译

100 SMALL WAYS TO
QUIT WORRYING

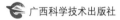广西科学技术出版社

著作权合同登记号　桂图登字：20-2021-257 号

Copyright © 2017 Quarto Inc.
This edition arranged with QUARTO PUBLISHING PLC (A MEMBER OF THE QUARTO GROUP) through RINCH INTERNATIONAL CO.,LTD
Simplified Chinese Translation © 2022 Guangxi Science and Technology Publishing House Co., Ltd.
All right reserved
Printed in China

图书在版编目（CIP）数据

100个远离焦虑的小方法/（加）奥利弗·卢克·德洛里著；孙锦甜译. —南宁：广西科学技术出版社，2022.3
ISBN 978-7-5551-1717-9

Ⅰ.①1… Ⅱ.①奥… ②孙… Ⅲ.①焦虑—防治 Ⅳ.①R749.7

中国版本图书馆CIP数据核字（2021）第236840号

100 GE YUANLI JIAOLÜ DE XIAO FANGFA
100 个远离焦虑的小方法

[加] 奥利弗·卢克·德洛里　著　　孙锦甜　译

策划编辑：刘　洋		责任编辑：蒋　伟	
责任审读：张桂宜		产品监制：冯　兰	
版权编辑：尹维娜		责任校对：张思雯	
责任印制：高定军		营销编辑：芦　岩　曹红宝	
装帧设计：古涧千溪		插　　画：[英]罗西·斯科特	

出版人：卢培钊　　　　　　　　　　出版发行：广西科学技术出版社
社　　址：广西南宁市东葛路66号　　邮政编码：530023
电　　话：010-58263266-804（北京）　0771-5845660（南宁）
传　　真：0771-5878485（南宁）
网　　址：http://www.ygxm.cn　　　　在线阅读：http://www.ygxm.cn

经　　销：全国各地新华书店
印　　刷：北京华联印刷有限公司
地　　址：北京市经济技术开发区东环北路3号　邮政编码：100176
开　　本：710mm×960mm　1/16
字　　数：100千字　　　　　　　　　印　张：8
版　　次：2022年3月第1版　　　　　印　次：2022年3月第1次印刷
书　　号：ISBN 978-7-5551-1717-9
定　　价：58.00元

版权所有　侵权必究

质量服务承诺：如发现缺页、错页、倒装等印装质量问题，可直接向本社调换。
服务电话：010-58263266-805　团购电话：010-58263266-804

前言　　Foreword

　　我认为焦虑情绪是影响人们发挥潜能的最大威胁。无论你如何生活，焦虑都是最危险的敌人，它会阻止你前进的脚步，封锁你通往梦想的大门。

　　如果你已经有足够多不想要的东西，那就从本书列出的100个方法中挑选你的武器，在焦虑趁着周末休息偷溜进来，意图摧毁你通过努力工作换来的一切前，锁紧大门，用你的武器对抗它。然后想一想如果不曾焦虑，你会成为怎样的人？如果你的愿望实现了，你会做什么？记住：一旦被焦虑填满，你的生活就没有了奇迹、幸福和爱的空间。

奥利弗·卢克·德洛里

＊本书没有固定的阅读顺序，你可以对照目录找到最喜欢的一种方法去实践，也可以闭上眼睛随便翻到某一页。

目录
Contents

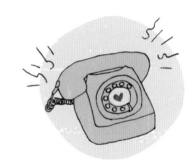

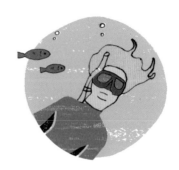

交个新朋友

开学第一天你做了什么？可能会和新同学一起玩耍。上班的第一天你做了什么？可能会结交一些新同事。你在家庭聚会上做了什么？可能遇到了一些许久未联系的亲戚。除非你喜欢与世隔绝，否则体验新的生活方式也是一种乐趣。你喜欢做什么？还有一些和你一样的人正在寻找活动伙伴、业务伙伴和玩伴。勇敢走出去，不要再担心只有你一个人在寻找新朋友。

朋友会帮助你应对生活中的起起落落。

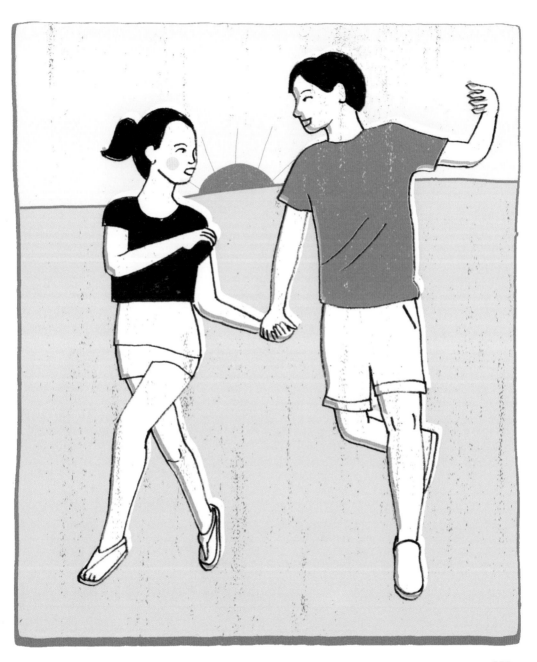

2

闭上眼睛

你是否感到不堪重负？如果你能一次专注于做一件事情，你的焦虑会减轻吗？当你被视觉刺激狂轰滥炸时，闭上眼睛，释放思想。把世界封锁在外，播放心中想象的电影。如果喜剧突然变成了悲剧，让你开始担心，那么请睁开眼睛，深呼吸，在脑海中想一些积极的事情，有意识地通过再次闭上眼睛消除焦虑（以及担忧）。

**屏蔽干扰，
向焦虑说再见。**

3

成为榜样

你的身边是否有敬仰你的人？比如你的侄女、侄子、朋友、学生，或者年轻运动员、艺术家或企业家。如果答案是肯定的，除非你在他们面前咬指甲、害怕得发抖，否则你就是他们信任的化身。仅仅是比别人更了解某一领域就足以让你成为专家，赋予你权利和责任，所以你在担心什么呢？当身边的人看到你很少焦虑（或者你能很好地隐藏焦虑）时，他们对你的信任也会被激发出来，这是作为榜样的你可以让他人学习的优秀品质之一。

**在对抗焦虑的战争中，
成为一个坚忍士兵的榜样。**

4 倾听

你有两只耳朵和一张嘴巴。所以为什么不先听两句话再说话呢？当我还是个孩子的时候，我的婶婶给了我一枚书签，上面用艺术字写着"倾听是爱的行动"。人在倾听时，自然会停止思考自我（因此也就不再担心自己的问题）。倾听还可以帮助你与讲述者共情，加深你们的关系（这是另一种减轻焦虑的方法）。

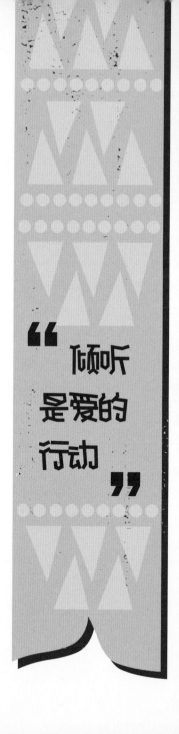

"倾听是爱的行动"

你是在倾听，还是在等待轮到自己发言？

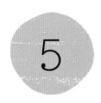

5

寻找一个榜样

导师是你可能会寻求直接建议和指导的人，而榜样的边界却相对模糊。你的榜样甚至不需要知道他们是你的榜样。你崇拜谁？你羡慕谁？你读过谁的书，或者追随谁？这个人给予你何种激励？托尼·罗宾斯（Tony Robbins）是全球最受欢迎的人生导师之一，他认为"效仿"是指大体复制你所认可的某个人的想法、感觉和行为。如此看来，你能有什么损失呢？

谁在过着你梦想中的生活？
他们是怎么想的？
他们会做些什么？
模仿他们。

6

哈库呐玛塔塔

"哈库呐玛塔塔"是"哈库呐"（hakuna，意为"这里没有"）和"玛塔塔"（matata，意为"诸多问题"）两词的组合，在斯瓦希里语中表示"别担心"。根据动画电影《狮子王》中的角色丁满和彭彭所言，这两个词会解决人们的所有问题。在有任何疑问时，或许你该去看看（或重温）一下这部迪士尼的经典影片。诚然，对那些习惯为小事担心的人而言，在困境中采取这种轻松愉快、无忧无虑的态度似乎是冷漠的行径。但请记住，任何处境之下都有多种看待问题的方法。

**把别担心一词当作
自己的座右铭。**

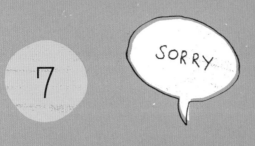

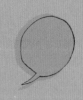

请求原谅

凡是人类，难免都做过或说过一些想要赦免自己的事情。美国演员阿尔·帕西诺（Al Pacino）在影片《魔鬼代言人》（*The Devil's Advocate*）中说道："罪恶感就像一袋砖头，你要做的只有把它放下。"所以为什么还要再忍受下去呢？如果你无意中伤害了所爱之人（谁没有过呢？），每天晚上想着自己的无心之失，担心得睡不着觉，那么是时候做出正确的选择了：放下自尊，拿起电话。

**软弱的人不会原谅他人，
宽恕是强者的习惯。**

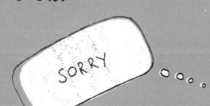

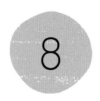

深呼吸

美国漫画《花生漫画》的主人公查理·布朗（Charlie Brown）曾说："我发明了一种新的哲学，我每次只为一天担心。"人们之所以担心，是因为他们不是在思考未来，就是在重温过去。解决这个两难困境的方法是进行腹式深呼吸。用鼻子慢慢吸气，屏住呼吸5秒钟，然后从嘴里慢慢呼出。再做一次，因为大脑和身体需要很多氧气，就像它们需要很多水一样。不管你在担心什么，深呼吸总是能让你平静下来。

越冷静，焦虑越少。

9 养条狗

一条满口尖牙的狗不仅是一个好朋友，还能阻止大多数入侵者和不法之徒，为你和你的所爱之人，以及你的个人财产提供多一层保护。作为伙伴和战友，你的狗狗会在危险信号一出现时就做好准备、拿起武器。所以，只要你爱护、关心它，你的小保镖将为你服务终生。即使是温顺的品种，它也会恐吓住敌人。

给你家毛茸茸的朋友起名字时要小心，因为"绒绒，上！"可能不会让那些游手好闲之人感到恐惧。

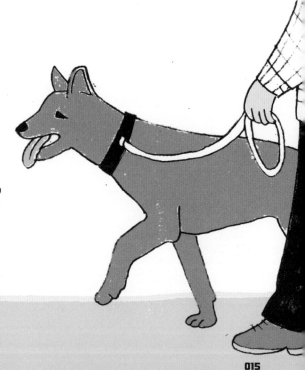

10 睡觉

你在睡眠不足时会有什么感觉？一夜未眠之后，我们的记忆、体重和整体健康都会受到影响，并且是不好的影响。疾病控制中心宣称：睡眠问题是一种公共卫生流行病。当你拥有更多睡眠时，你的大脑和身体会更有效地运作；当你的大脑和身体运作更有效时，你的焦虑便会减少一些；当你的焦虑减少了，你就会更快乐。你会拥有更称心的性生活、练出肌肉、学习更高效、保持健康。天哪，我该在哪儿签字同意？

你该睡觉了。

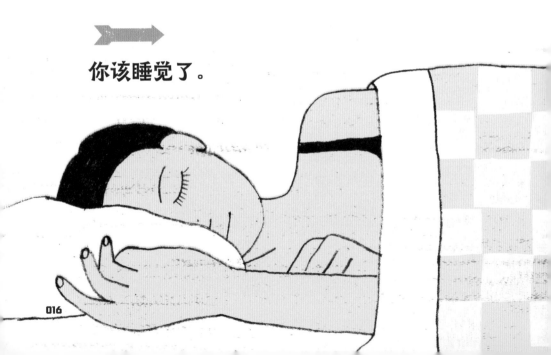

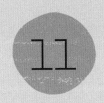

接受事物原本的样子

虽然有意改变，但一切事物都有其应有的模样。你真的能接受吗？或许不能，那就随它去吧。希望事物与实际情况有所不同（而不是期望事物自然改变）会引发焦虑。不能接受事物原本的样子比任何其他情况带来的压力、焦虑和担心都多。虽然看起来很难，但接受事物的本来面目才是通往幸福，获得启迪、满足和满意的道路。

大多数的焦虑、压力和不快乐都是由希望事情能有所不同导致的。

12 直面恐惧

上次面对恐惧时你是怎么做的？你劝自己没什么好害怕的，对吧？如果你正在读这篇文章，说明你一定挺过来了（不管那是什么）。虽然你可能仍在为预约医生、海外旅行、工作面试或工作报告的结果而失眠，但你更清楚了！是躲在被窝里被想象中的潜伏在床下的怪物吓得发抖，还是深吸一口气，打开手电筒，把不知从何而来的邪恶"鬼魂"驱逐回看不见的虚无之中？

唯一值得恐惧的是恐惧本身。

床下的怪物同你一样害怕，这就是为什么它只能躲在床下，而不是上蹿下跳或大喊大叫。快往床底看一眼，戳穿这只纸老虎。

当你在台上做演讲或汇报时，想象其他人都是赤身裸体的。其中一定有什么缘由，否则为什么这一如此流行的策略能让你镇定下来、面带微笑呢？看来你的听众都希望你能成功。

去看牙医并不可怕。其实你和大多数人一样，早就该做检查了。不用担心，牙医会帮助你镇静下来的。

面试之前要对公司和面试官进行调查，找朋友或亲人来提问你。准备越充分，你的表现越专业。相信你会得到这份工作，并做得很好。

如果你害怕坐飞机，那么知道下面这件事后你会很高兴：根据统计，乘坐飞机是最安全的旅行方式。避免通过喝醉来镇定神经，而是选择一些自然疗法和药物疗法缓解你的焦虑。如果想要快速到达某个地方，飞行是最好的方式。

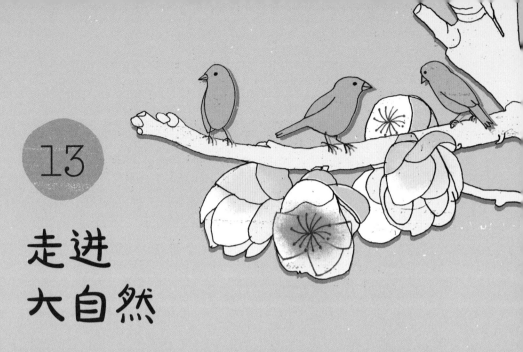

13

走进
大自然

大自然是简单的，所以待在户外会令人感到舒适。生活越简单，焦虑就越少。散步是最容易的一种放松方式，你也可以徒步、骑车、爬山、滑雪、滑滑板、划船或滑翔，仅是呼吸新鲜空气就足以让人心情好起来。准备好在下次天气恶劣时购买户外活动优惠票了吗？如果你喜欢更温和一点的户外环境，可以在春天到城市公园散步，欣赏樱花盛开的美景。

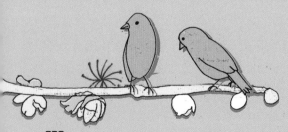

世界是一座专门为你栽种的花园。

14

关闭电脑

电脑上设置关机按钮是有道理的。可能你还记得或知道,电脑最初不过是一台超大计算器,用来自动执行简单的数学计算。短暂地使用电脑设备会让人心情放松,但不要过于依赖它。

关机一天,或一个星期后再短暂地使用电脑设备。还记得过去没有电脑的美好时光吗?

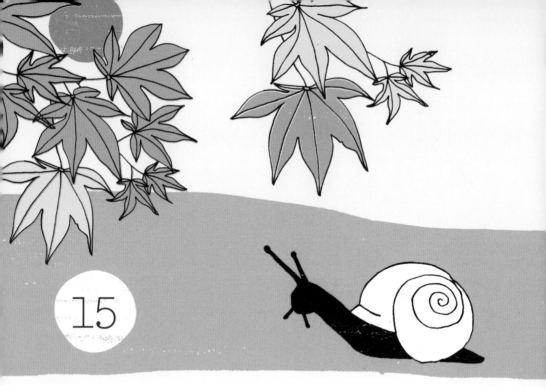

慢下来

当你担心某件事时，你的想法、感觉和行动会冲破速度的限制，而超速是致命的。所以放轻松，何必那么匆忙？车开得越慢，消耗的燃料就越少，大家就越安全，驾驶起来也更加愉快。这套理论也适用于个人层面。所以放轻松，花点时间闻闻花香。

 跑得越快越容易跌倒。

16

购买保险

保险买得越多，焦虑就越少。然而，保险销售员（以及他们销售的保单）是这个星球上最不受欢迎的"商品"，因为你是在赌坏事会不会发生。有人说你胜算不大，尤其是随着你的年龄增长，会有越来越多的人这样说。但这取决于你。每个月缴纳的保险费也可以花在有价值的生活体验上。

在经济上自保会让你安心。

17

学习编织

你知道吗，祖母们喜欢编织是有原因的。编织是一门历史悠久的手艺，编织的过程既让人平静，又具有生产功能。把可爱的绵羊的毛纺成毛线，编成实用又漂亮的圈和结，这可以让最紧张的神经系统平静下来。整个过程可以用编织者的行话概括为三个简单的步骤：起针，织一趟平针，收针。编织不仅有治疗作用，还可以让你像小猫一样快乐地玩毛线球。哇！

编织过程中不会出现什么大差错。

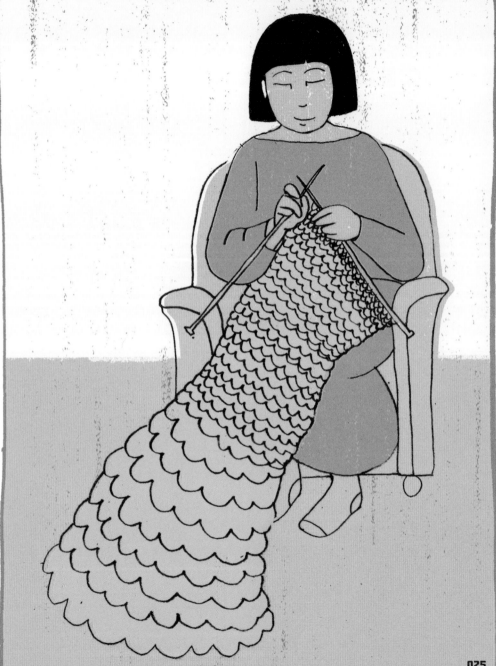

18

吃沙拉

你应该听过"人如其食"这句话。你是芝士汉堡、炸薯条、海鲜饭，还是想要"成为"沙拉？沙拉的做法没有规则可言。你可以加入一些熏鱼、奶酪或豆腐，撒上任何你喜欢的调料。如果你想冒险，可以在粗粮中加入一些羽衣甘蓝、花椰菜或卷心菜丝；如果你想远离医生，可以把苹果切片加入混合物中。任何时候多吃蔬菜都是没错的。

沙拉是一种可以创造的艺术形式。

学习自卫

如果你在天黑以后（甚至白天）外出时非常担心自己的人身安全，可以参加自卫课程，这是被证实能有效消除紧张情绪的方法。无论男女老少，能在这个世界上感受到身体上的安全是至关重要的。把烦恼抛出天际，这样你就可以玩得开心了。

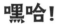

嘿哈！

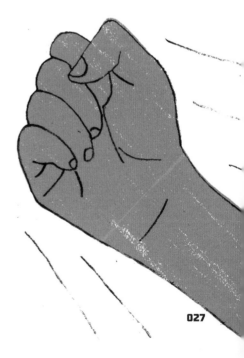

20 委托他人

把任务委托给别人不仅是管理好时间,从而提高效率、减少压力,最终获得更多个人和职业成功的秘诀,而且还会让你的生活更轻松。越是能高效地委派任务,便越是能偷得半日闲。如果你要管理孩子、同事、朋友或其他什么人,那么授权就至关重要。学会了委托他人这一技能,你会感到肩上的担子越来越轻。

有句老话是这样说的:"想要内心平静,须得辞去宇宙总经理的职务。"我还要补充一点:"通过委托他人的方式。"

 不必事事亲力亲为!

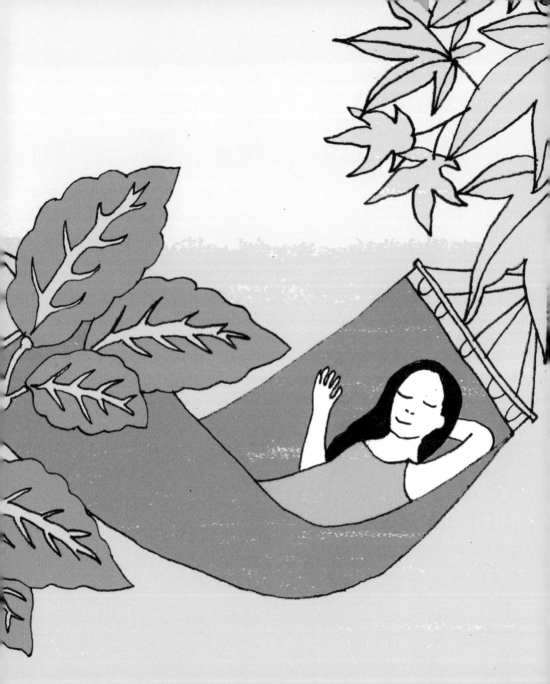

原谅他人

这是一个大问题。不管你信仰什么，或者你听信谁，又或者你被教导了什么，都会听到许多人把宽恕作为生活中应对所有冲突、问题、挣扎和担忧的答案。尽管听起来很简单，但却是最难做到的，尤其是当我们觉得自己受到了无法挽回的伤害时。恨难道不是毒药吗？但很有可能那些轻视我们的人甚至不记得发生过什么。既然如此，当我们可以简单地承认自己的感受，选择做一个善良的人，而不只是做应该做的事时，为什么还要背负如此多的愤怒和羞耻呢？

平和的心态是一切美好的开始。

22

心怀感激

有些人认为英语中最强大的两个词是"Thank You"（谢谢你）。这并非因为他们已经发现了所有通往幸福、成功和无忧生活的钥匙，而是从古至今的智者都暗示过，对生活中每件事，无论好坏都心存感激的人可以获得情感上的自由。是的，接受事实可能很难，即使做不到每天如此，偶尔表达一点感激之情又有什么不好呢？

 心怀感激将消除几乎所有的焦虑。

给未来的自己写封信

你有什么值得骄傲的事物？你认为什么是美好的？对你来说，有哪些重要的人或物？你有没有想过 20 年、30 年、40 年、50 年甚至 60 年后的自己是什么样子？为何不给未来的自己写一封信，并把它藏起来妥善保管？你可以在信中描述你的生活、抱负、激情、动力、人际关系以及对当下生活的任何看法，随意书写就好。

现在你所担心的事情总有一天会变得无足轻重。

24

计划假期

还有比这更好的事情吗？你是喜欢背包穿越丛林，去圣
地朝拜，带着最喜欢的书在吊床上荡几个小时，去海里
潜水，比赛钓鱼或狩猎，还是喜欢在后院搭帐篷？不管
你喜欢怎样的放松方式，烦恼都会像沸水里的糖一样，
瞬间溶解消失。

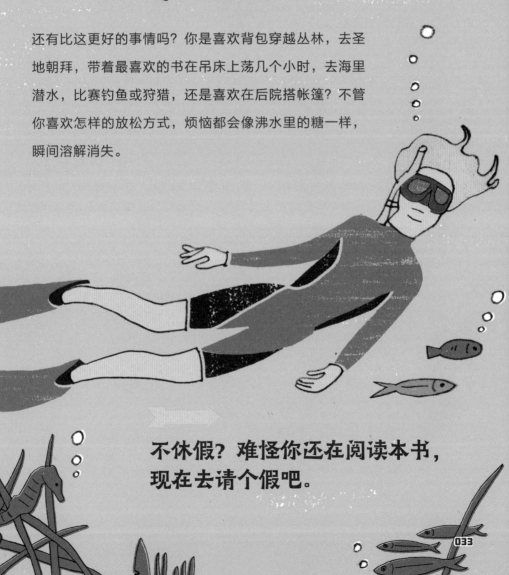

**不休假？难怪你还在阅读本书，
现在去请个假吧。**

25

铭记幸运

你能走路吗？说话呢？你有眼睛吗？耳朵、胳膊和脚呢？你有十根手指、十根脚趾吗？你有朋友或家人吗？冰箱里有食物吗？有保暖的衣服吗？有工作吗？在生活中有选择余地吗？……人们很容易忘记自己拥有的东西，尤其是在担心并因此关注自己没有的东西时。如你所知，有成千上万的人比不上你。焦虑只会令人陷入困境，所以，你应该反过来铭记自己的幸运，考虑如何与他人分享你所拥有的富足生活。在某些情况下，这就是摆脱焦虑所需的全部内容。

**送出一份幸运，
你便会成为一个幸运的人。**

26

减少和有焦虑情绪的人在一起

就像某些病毒具有传染性一样，焦虑也是如此。为什么要暴露在焦虑情绪中自戕呢？流言蜚语、搬弄是非、背后中伤、怨天尤人以及负面情绪只会使人消沉。哪个人的生活会需要更多负面的情绪？与焦虑的人待在一起的时间越少，你的焦虑也会越少。所以还是多同一些积极向上、思想乐观的人在一起吧。他们的家中和活动场地中有足够的空间，他们也会张开双臂欢迎你。

数出五个与你交往时间最长的朋友。

27 接受建设性的批评

憎恨者会继续憎恨，等待者会继续等待，而土豆只会变成土豆！说真的，你对自己的看法往往与别人对你的看法（或许还有真正的你）差别巨大。所以，请他人对你和你宝贵的生活提出建设性的批评吧。倘若你感觉在某种程度上，他人的话切中要害，便听取这项建议。小贴士：越是否认一些"绝对不真实的"事情，你就越有可能从中获益，只要能承认它们属于某些"致命弱点"。还是那句话，越有自知之明的人，焦虑越少。

人无完人，但只需留意靠谱的批评。

28 读一本书

拓展思维，发挥你的想象力。你不会在分心的时候产生焦虑。无论你是喜欢煽情的爱情故事还是振奋人心的自助方法，书籍都是握在手中的梦想。而心怀梦想的时候，你是不会焦虑的。很多人都在为某件事而挣扎、担心、紧张，所以如果你能阅读，你就能立刻逃离焦虑情绪、平静下来。笔的确比刀剑更强大。

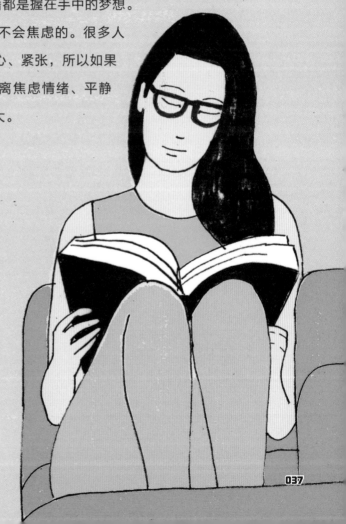

不读书，便无法从书籍中寻得帮助。

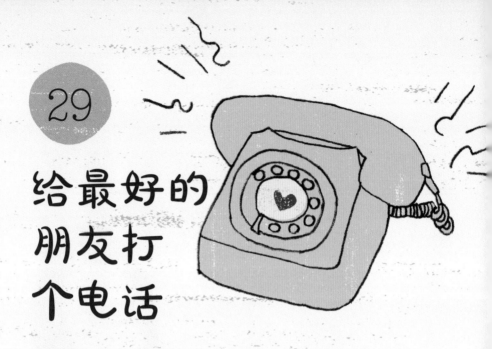

给最好的
朋友打
个电话

美国歌手史提夫·汪达（Stevie Wonder）曾唱道："我只是
打电话来告诉你，我爱你。"每个人都有一个最好的朋友，即
使是书呆子，他们在读书时也有过最好的朋友。朋友是用来做
什么的？在你最需要他们的时候，他们就在你身边。如果你的
好朋友真的很需要你，你会觉得在凌晨 3 点接他的电话也没什
么大不了的。所以如果你真的忧心忡忡，不妨给最好的朋友打
个电话。这也是为什么他们能成为你的好朋友。

**最好的朋友能激发出
你最好的一面。**

30

遛狗

当你在努力工作买狗粮回家时，你的狗狗是独自在家吗？但它想要的却是到处跑一跑，嗅一嗅别的狗。回家后记得带着小狗在附近转转（不仅仅是在街区附近），因为有宠物的社交生活越有趣，你的焦虑也会越少。

呼吸一些新鲜空气，
散步能冲走忧虑。

看搞笑节目

大笑可以减少应激激素——皮质醇的分泌。这意味着笑得越多，焦虑就越少。电视和网络上有成千上万小时的免费喜剧，还有广播节目中那些有趣的包袱都会令你捧腹，逗得你满地打滚、笑出泪来。

 笑声是最有效的药。

32

减少工作

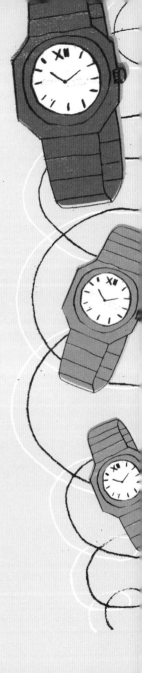

在典型的 8 小时工作制中（由于饮水机旁的交谈、私人邮件、社交媒体，以及某些比工作更紧迫的问题），大多数人只能在 4 小时内完成一天的工作。有没有办法少做点工作？如果你从事兼职，没有固定的上下班时间束缚手脚，迫使你申请压力假，那么生活会变成什么样子？如果生活能一切从简，那么为别人少工作一点就能让你为自己多工作一点。

少一点工作，多一点生活，你便能享受生活、减少焦虑。

购买免洗洗手液

细菌会引起疾病。如果不能用肥皂和水洗手，那么免洗洗手液是个明智的选择。虽然免洗洗手液可能无法清除手上的杀虫剂等有害化学物质，但当你把它擦在手上时，不仅洗手液会立即蒸发，而且与清洁有关的担心和焦虑也会随之消失。

免洗洗手液不仅适用于强迫症患者，还能快速清除焦虑的细菌。

34

喝杯水

现在大多数人都随身携带一瓶水。这么做很有道理。人体约60% 由水组成，所以你需要及时补充水分，以保持身体的最佳状态。专家说，感到口渴时，其实你已经脱水了。咖啡、酒和果汁（虽然含有水）都不能代替真正的水。你是否想让皮肤更干净，身体变得更有活力，减少疲惫和烦恼？如果你回答"是的"，那么水就是你的青春之泉。

水可以缓解因焦虑而引起的头痛。

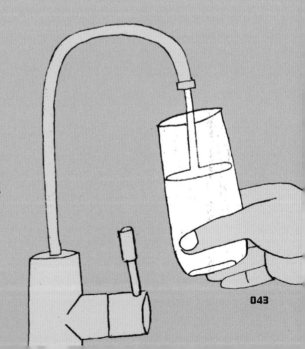

35

买张彩票

买彩票就像喝醉一样，可以暂时分散对焦虑的注意。但是如果你沉迷于中彩票和用钱来化解所有烦恼，那么你可能需要在过于兴奋之前进行一些研究。如果你现在不开心，一笔意外之财可能也不会改变什么。有人认为，拥有的越多，失去的就越多。因此，赢得一笔财富后带来的压力往往也会让人难以承受。但为了快速解决问题，买一张便宜的彩票赌一赌也不失为一种乐趣，同时还有助于缓解焦虑。你要客观和理性地看待这一切，好吗？

 把赌注押在自己身上。

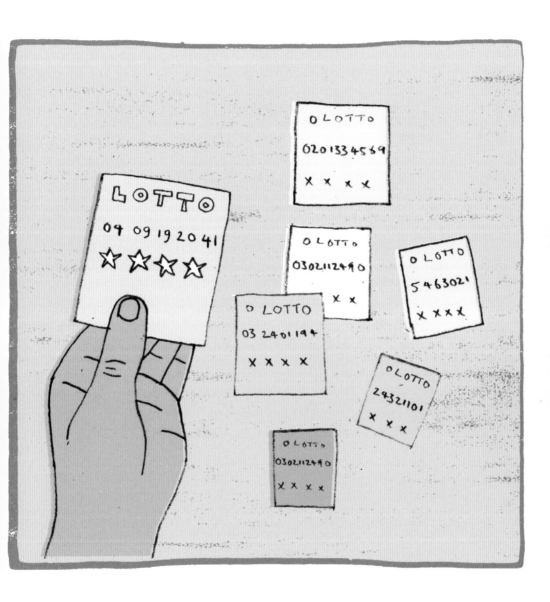

36

列出待办事项清单

你的待办事项清单是非常私人的，所以忙碌也好，懒散也罢，你都可以随心所欲（其他人不必知道）。关键在于把自己的主意、想法、担忧都放在一个地方，这样你就能客观地纵览自己想在一天（一周、一月、一年、一生）中完成哪些事情。如果你真的能着手做需要做的事情，完成一项勾掉一项，那么列任务清单会很好地消除你的焦虑。效率专家说，列清单会让你有条理、有效率、有成效。

**停止空谈，
开始行动。**

37 烤一些巧克力曲奇饼干

取一些面粉、小苏打、盐、黄油、糖、鸡蛋、巧克力豆，拿出烤盘、搅拌盆、搅拌机、刀和勺，然后预热烤箱。找一个食谱，精确测量每种原料的用量，然后开始制作，30 分钟后咬一口温暖的巧克力曲奇饼干，你可能会飞入幸福的云霄。取消和心理医生的预约吧，因为烘焙能把烦恼搅成面糊，它比任何抗焦虑药物都美味。

不要加葡萄干、蔓越莓、坚果、燕麦片，体验一下纯粹的巧克力曲奇饼干带来的快乐。

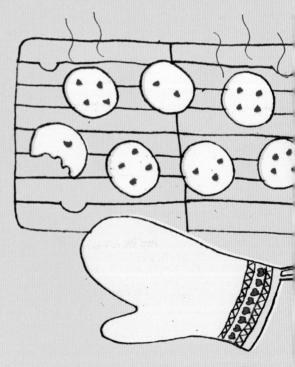

学习冥想

经常冥想会让你看到一个"合一"的境界（一个没有焦虑的境界）。它能给你的心理和生理都带来改变。深呼吸、伸展和做瑜伽都可以扩展意识。但为什么要扩展意识呢？因为自我认知是最能理解"你为什么会存在"的东西。

 寻求内心的平静。

给他人一个拥抱

200 年前，人们在森林里发现了一个 11 岁的孩子，他在生理和心理上都被认为是白痴。心理医生最终得出结论，这个孩子被剥夺了与人接触的机会。想要缓解压力吗？给他人一个拥抱吧。触摸是安全和信任的信号，对我们的情绪有极大影响。触摸越多，被爱的感觉就越多。

每天四个拥抱是为了生存，八个拥抱是为了生活，十二个拥抱是为了成长。

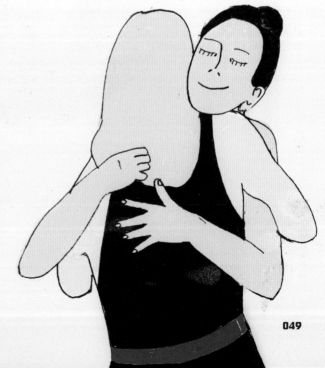

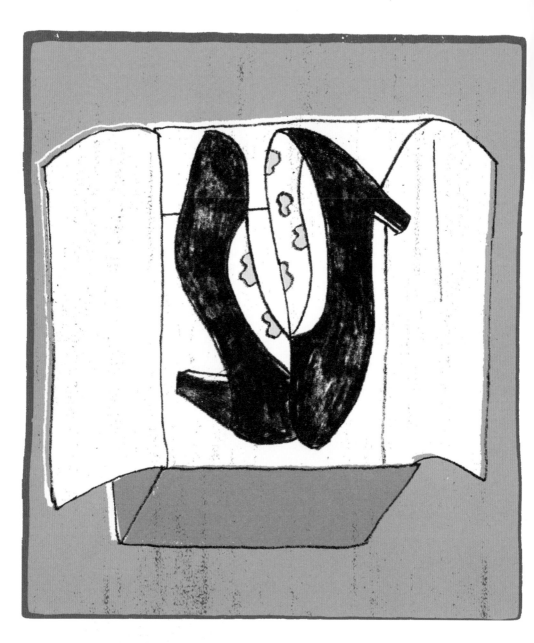

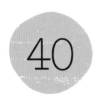

买双新鞋

每个女人平均有 20 双鞋。也许双脚获得快乐确实意味着幸福的生活（以及少为时尚烦恼）。高跟鞋还可以暗中提高你的地位。也许对双足的崇拜确实有科学、遗传、进化的原因。但是，大师们都说"活在当下"。

你永远不会嫌鞋子太多。

41

列出 10 个你曾经喜欢的名词

什么人、什么地方、什么事在困扰着你？不用想各种各样解决问题的方法，只需列出你在生活中最喜欢的人、地方和事情。将注意力从如何解决问题，转移到回忆曾给你带来快乐和兴奋的事情上，这足以激发新的思想、行动和感觉。重新点燃你曾享受过的浪漫生活、爱情和幸福，把自己从焦虑的缰绳中解脱出来。

这个行为将重新点燃你内心的欢愉，同时赶走焦虑。

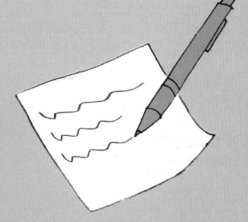

如果你认为"我在高中时的朋友是我最好的朋友",那么是时候重新联系他们了(或者,想想为什么他们是你最好的朋友),组织一次同学会,或者创造机会重温年少岁月的快乐(和痛苦)。

也许年轻时在欧洲背包旅行的一年是你一生中最美好的时光,那时你可以自由地探索自己的极限、思想和能力。你怀念冒险的时光和自由的感觉吗?新想法、改变和行动会让人上瘾,那么怎样才能以一种富有成效和创造性的方式重新点燃激情呢?

你小时候最喜欢的玩具是什么?它有何迷人之处?你梦到过什么?你曾经想成为谁?一些儿童心理学家相信游戏疗法的作用。无论你经历了何种伤害、错误、灾难或压力,那些小时候(或青年时代)带给你快乐的事物,能让你快速回想起在成长过程中感到安全、被爱护、被珍惜或被欣赏的瞬间。在艰难的日子里,当你担心自己的安全或情绪健康时,列出给你带来平静和安宁的人、地方和事物,你就能战胜忧虑。

42 晒晒太阳

如果没有太阳，那么微笑、大笑、喝水、睡觉、拥抱、玩乐、唱歌、听你最喜欢的音乐，以及本书推荐的摆脱焦虑的方法，都不可能存在。停下来，思考一下这个事情的严重性。没有太阳，你会什么也看不见，世界没有了颜色和光，一切都会变得寒冷、黑暗、可怕。人们会因为缺乏阳光而失去理智。如果你还在为某件事感到焦虑，就趁着午休时间出门走走吧。

阳光可以降低胆固醇，所以你可以不用那么担心自己的饮食。真是个意外的收获！

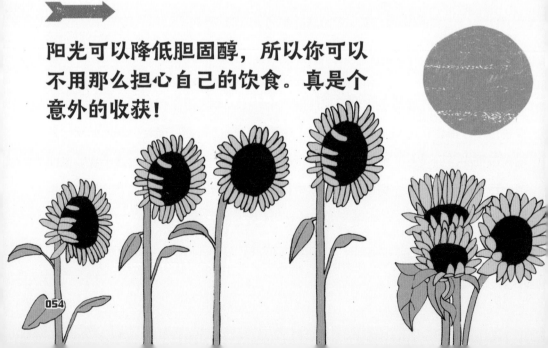

43 微笑

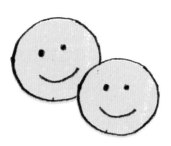

你会在开心的时候感到焦虑吗？当然不会。这是有原因的。因为在你微笑、大笑或表达快乐时，你的大脑正在向身体释放快乐的激素，向每个细胞广播"一切都很好"的信息。研究表明，微笑可以欺骗大脑，让它认为你是快乐的。而且微笑比皱眉需要更少的肌肉参与。这是另一个消除焦虑的简单方法，怎么样？现在你已经知道了，生活中最美好的东西都是免费的。

每次微笑都是在大脑里举办一场令人愉悦的派对。

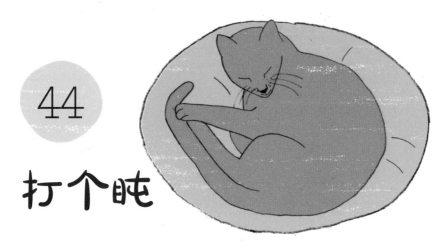

44

打个盹

打个盹和多睡觉是不一样的。你可以通过 30 分钟的午睡来恢复身体和头脑的平衡，然后活力充沛地回到工作、家庭和朋友中去。如果你睡眠不好或者醒来时很累，小睡一下是个解决的办法。许多人在做深呼吸练习或冥想时会睡着，这是完全没有问题的。关键是要放松。无论你是睡着了，还是仅让身心平静下来，你都会从（无论时间长短的）休息中获益。

**担心记忆力下降？
小睡可以提高记忆力。**

45

进行解决方案的
头脑风暴

在你因陷入某种焦虑而感到心慌意乱时，花点时间翻开笔记本或打开电脑，头脑风暴一些解决问题的方法吧。有人认为你有不可估量的潜力（这意味着你有无数选择），那么为什么不发挥创造力，着手解决问题呢？供参考：这是本书最有效的建议之一。

找到一条在你的障碍之外、中、上、下或周围的路，你可以的。

46 看医生

不管是不是焦虑症患者，担心自己的健康
永远都令人烦心。如果你有段时间没有去
体检了，请深呼吸，拿起电话，做个预约。
如果需要推荐，可以问问你的朋友或家人。如果
没有医疗保险，那就自己掏钱买一份。没有身心健
康，你将一无所有。如果要为寿命长短而担忧，
那么再多的情感、物质或精神财富都无济
于事。

候诊室是阅读的好地方。

47

寻找一位导师

导师会给予你认可和鼓励，支持你实现目标。随着自尊心和自信心的增强，你所能完成的事情将是无限的。导师会为你的人生道路和经历打开视野，并在你所在的领域或行业提供他们的经验和专业知识。先行者们会建议你勇于冒险，同时为你提供你可能从未考虑过的问题的解决方案。没有比找到导师并运用他们的智慧更为有效（或更为快速）的成功之法了。

问问那些成功了的人。

48

别再做老好人

你想取悦每一个人吗？这么做有效果吗？如果你执意接纳每个人、实现他们的愿望（这是高尚的，但最终无法实现），可能你会无法得到别人的感激。而一旦你开始优先考虑对自己重要的事情，你会发现自己得到了尊重和回旋的余地。所以只要你在消耗自我价值（同时试图满足其他人），你就会很痛苦。是时候改变了。

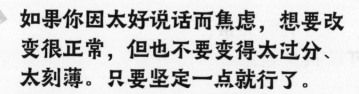

如果你因太好说话而焦虑，想要改变很正常，但也不要变得太过分、太刻薄。只要坚定一点就行了。

49

计划约会之夜

我们经常把生活中的焦虑、压力和担忧归咎于我们的另一半。约会之夜是一个反其道而行的好机会。关键在于做你自己、轻松自在、玩得开心。如果你和你的另一半更像室友而不是恋人，且这种状态已经持续了一段时间，那么是时候计划一个约会之夜了。你们是怎么认识的？你当时感觉如何？身处何地？你最喜欢他身上的哪一点？是时候重新点燃魅力和神秘感了。谁知道会发生什么……

重燃浪漫，巩固关系，最终可以减少焦虑。

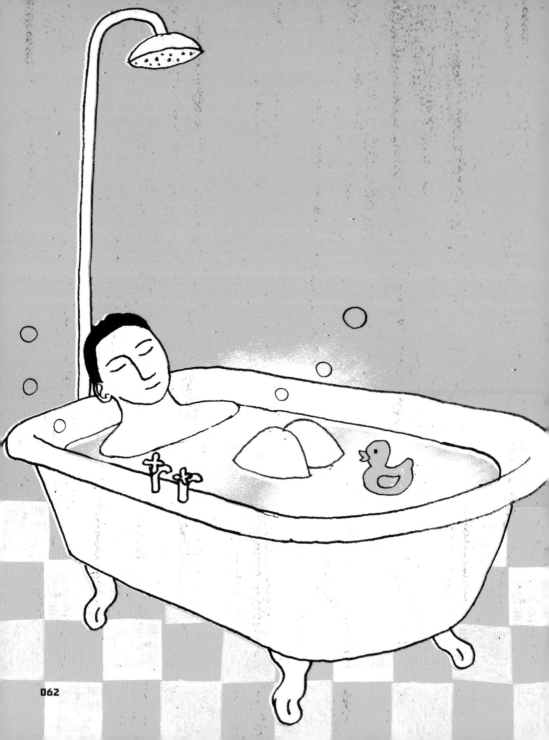

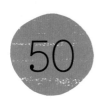

洗个泡泡浴

木偶动画片《芝麻街》中的厄尼（Ernie）曾唱道："橡皮鸭，就是你。你让洗澡变得很有趣。橡皮鸭，我非常喜欢你。"首先，如果有必要的话，安排好洗泡泡浴的时间。然后选择香薰蜡烛或浴盐、你最喜欢的音乐、一杯葡萄酒或你最喜欢的鸡尾酒。然后在被泡成葡萄干之前赶紧出去。

洗掉焦虑。

制作愿景板

个人心灵成长领域的开创者莎克蒂·高文（Shakti Gawain）把愿景板比作宝藏地图，就好像你正在创造一条属于自己的道路，通往你所渴望的丰厚回报。将内心的想法、愿望和目标整理成图像、文字、颜色、图案和符号，这一过程具有治疗作用且富有创造性。这也是一种挖掘无意识欲望的方式，看着被粘在画布上的东西，你会感到惊讶。即使你不认为自己有艺术天赋（不要被条条框框所束缚），制作一个愿景板也是很有趣的！

**拿起剪刀，找一些杂志、
一张海报板和一支胶棒，
开始吧。**

52 观看可爱动物的视频

网上有无数拍摄动物宝宝、幼年动物和成年动物的视频，记录了动物们的生活，你可以从中感到内心的温暖。从弹钢琴的大象到跳舞的仓鼠，你可以尽情沉浸在滑稽动物王国的视频中。当生活中没有其他东西可以消除焦虑时，前往你最喜欢的搜索引擎，观看推荐内容，直到笑得脸疼，再也看不了更多可爱动物的视频。

哇哦……

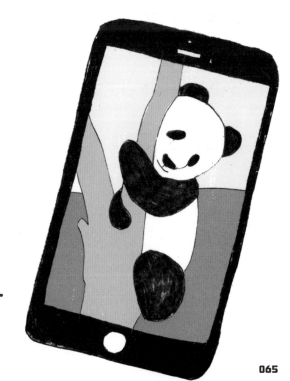

53

吃点水果

水果中富含营养丰富的维生素、矿物质和抗氧化剂，你的身体有了这些成分才能与风暴般冲破防线的焦虑对抗。最重要的是，无论何时，吃水果都比吃垃圾食品好。如果你足够幸运，能够从附近或后院的树上或灌木丛中摘到水果，那就更好了。只要远离那些被小矮人因在工作时接听陌生来电，而留在你门阶上的毒苹果就好了。

 焦虑可能是酸酸甜甜的味道，咬碎它。

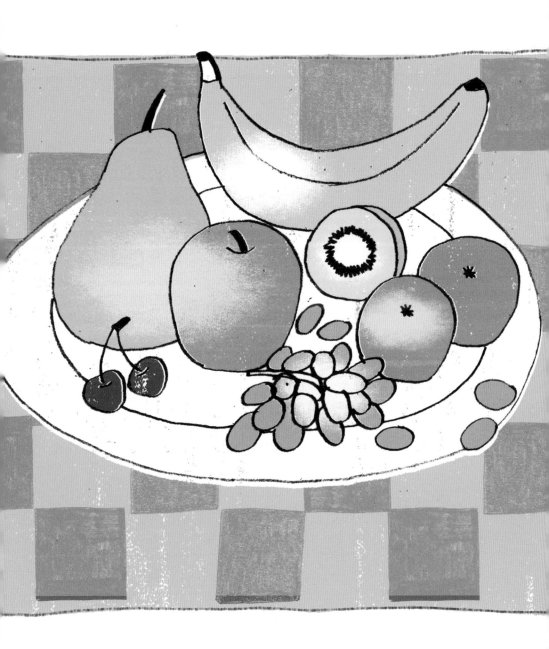

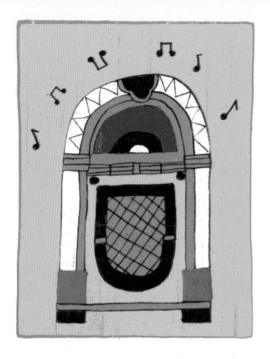

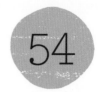
听最喜欢的音乐

有人说，一切事物都是由光和声音构成的。所以在某种程度上，音乐（声音）占据了所有事物的一半。所以如果你想要拥有超能力，听听你最喜欢的音乐，就能立刻把焦虑赶走。大声唱出你最喜欢的摇滚歌曲或鼓舞人心的励志歌曲，可以分散你的注意力，至少能让你有足够的时间以新的眼光看待问题，甚至可能帮助你在生活中做出（早该发生的）积极改变。音乐就是这么神奇。

**需要片刻的心理宁静吗？
听听你最喜欢的音乐吧。**

55

做志愿者

很多烦恼源于自我投入。当焦虑在脑海中挥之不去时，是时候停止迎合令人痛苦的胃痉挛，转而用时间、金钱和精力为他人服务了。消除生活中的忧虑，所需要的只是帮助别人改善生活。有无数方法可以把你的才能和资源用于促进社区或邻里建设。你擅长什么？你喜欢和谁待在一起？你能分享什么？

结交新朋友，推进职业发展，
得到更多的拥抱（见第 049 页）。

56 提前开始
一天的生活

如果"嗡！嗡！嗡！"或"铃！铃！铃！"（不管你的闹钟怎么响）都不能让你按部就班地起床，那么就在黎明时分醒来，提前开始一天的生活，这能神奇地消除焦虑。如果你已经很多年没见过日出了（或者从来都没见过），那么当你在日出之前起床，做完自己所能完成的事情时，你会感到惊讶（但并不意味着成就和成绩是获得快乐和减少焦虑的秘诀）。到下午 3 点的时候，你会觉得早上 10 点发生的事情就像昨天发生的一样。

你知道早起的鸟儿有虫吃吧？

57

考虑机会
而不是问题

你所担心的事情 90% 都不会发生，这难道还不能让你正确地看待自己的焦虑吗？花一分钟反思一下自己的生活。发生了多少糟糕的事情？很少，对吗？你还在这里，一切都相对还好。每当发现自己陷入龙卷风般的焦虑时，你可以问问自己：在这片乌云周围，什么东西能带来一线希望？花一分钟想想那些看似坏事的好事，你可能会从中得到解决"困扰"的线索。

你的水杯是半满的还是半空的？
这由你决定。

58

走出家门

无论你是去工作还是购买日用品，都需要走出家门，外面有阳光、朋友和欢笑。如果你正因为需要"暴露"内在和外在真我的想法而充满恐惧、感到焦虑，那么是时候至少向你最好的朋友袒露心声了（他们可能早已有所预料）。如果你总是躲在房间里，害怕出门（你是怎么得到这本书的？这是个谜），那么希望你能找到像钻石一样闪耀的勇气。这个世界是敌对的还是友好的，这取决于你自己。

出门吧，有很多人想见到你。

59

善待自己

没有人会像你自言自语那样对你说话。你为何要痛斥、贬低宝贵的自我呢？如果你认真倾听，并反思自己的动机、选择和焦虑，或许你会听到自己 8 岁时细微的声音，它在乞求被倾听、被尊重，渴望玩伴和被爱。但出于某些原因，我们都会忽视、轻蔑、排斥我们最深切渴望的东西——与带给我们快乐的事物的联系。

倾听内心的声音并用善意回应。

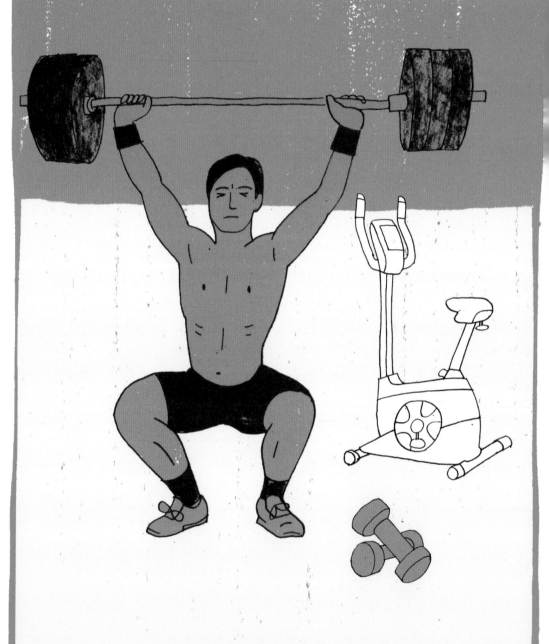

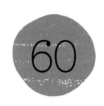

60

去健身房

如果你的衣服不再合身，你的腰围令你担忧，那么是时候去健身房了。你是单身吗？健身房可是遇见特别的人的好地方。如果这正符合你的需求，那就坚持到二月份吧（届时 90% 的新会员会重新商议提升自我的决定，进而选择沙发而非卧推机），你会开始看到成果。太懒了？你可以开车过去。别担心，在健身这件事上，每个人都一样懒惰。

 私人教练比离婚律师更便宜。

61

挑选内容后
再阅读报纸

由于某种原因，冲突、痛苦和争议对人们是有吸引力的。如果没有这些信息，报纸行业可能就不会存在，更不会发展到现在的程度。是的，报纸上充满了好消息，但好消息往往被坏消息所掩盖。所以，如果你对戏剧性的生活很敏感，并且发现自己容易被糟糕的消息搞得心情很差，那就需要过滤完内容后再读报纸了。

恐惧、戏剧性事件和灾难
占据了新闻头条。
你不需要担心很多。

62 闻一闻葡萄柚

焦虑会导致健康问题。在一项医院研究中，研究人员将几种精油喷洒在护士站，由此发现葡萄柚清新、充满活力的香味可以减轻疲劳、压力和耗竭。事实上，任何好闻的，令人心情愉悦、感觉良好的精油都有效。意外收获：葡萄柚的味道还有助于减肥。

 人类可以察觉到一万亿种不同的气味，选择你最喜欢的味道。

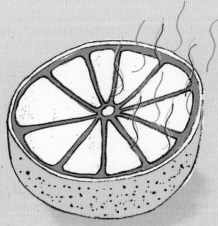

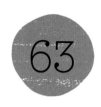

与孩子玩耍

孩子可能是天使，也可能是小恶魔。我们的内心不都有一丝光明，也有一丝黑暗吗？这些小生命只是离我们所有人来的地方更近一些（在时间和空间上），因此还未像我们这般被社会影响和同化。与孩子玩耍能让人重回青春（你已经知道这一点了）。如果没有自己的孩子，那就同侄女、侄子或朋友的孩子出去玩。除了能从全新的角度看待事物，你甚至还能对自己产生新的认识。

担心变老吗？召唤出内心的孩子，一起变脏、变笨、变疯狂吧。

64

奖励自己

你珍惜什么？是什么让你觉得自己很特别？你最后一次为做自己而感到庆幸是什么时候？专门留出一些时间和（或）金钱来取悦自己。尊重自己是自我关爱最好的方式之一。如果没有自爱，没有自尊，或是没有自信，那么焦虑就会潜伏在每一个角落，伺机而动。同时，这也并非生活的正确方式。认可自己所做的小事，认可自己对周围的人和世界的贡献，你就会驱散（并最终消灭）任何细碎的关于自我价值的焦虑。一劳永逸。

善待自己，你值得的。

制定预算

对于某些人而言，最大的压力来自经济状况。自从人们使用货币以来，大多数人都遭受了此困扰，但这仅仅是因为他们对预算等基本经济知识一无所知。软件和专业人士比比皆是，他们会帮助你将金融事务安排得井然有序。将你在汽油和杂货上的开销简略记录到笔记本或电子表格上，这是一个良好的开端。所以，从现在开始，把你花的每一分钱都记录下来，每个月回顾一次。

你是金钱的主人，还是金钱的奴隶？
请成为前者。

66 界定自己的责任

如果你是一个成熟的成年人，那么你就负有一定的责任（责任的多少由你决定）。如果你感到不知所措，那么就最好不要再承担更多的责任。生活得越简单，焦虑就会越少。责任和任务会占用你的时间、精力和资源，如果你能学会减少生活中的责任和任务，你就不会分心、被取悦，或被劝服，你将有机会变得更幸福（因为焦虑意味着不幸福）。

无事一身轻。

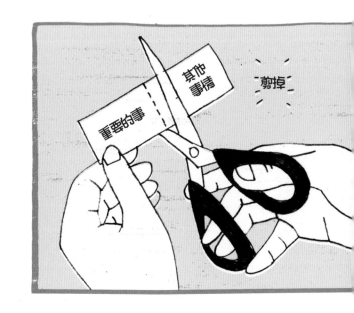

67 唱歌

唱歌会减轻你的焦虑。通过哼或唱你最爱的曲子，你可以欺骗大脑，
让它认为你是快乐的。这样做还有助于加深呼吸（你知道的，
这样可以帮助减少压力和焦虑）。锻炼声带比治疗更
便宜，比喝酒更健康，比健身更有趣。你知道
你最喜欢的歌的歌词吗？现在播放这首歌，
跟着唱起来吧。

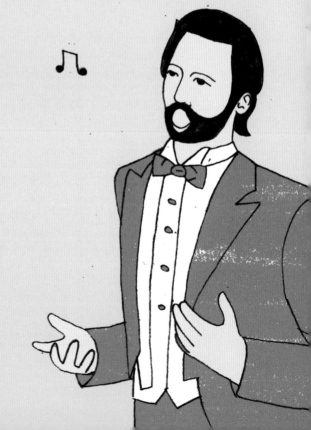

**唱歌将赶走生活中的
焦虑之魔。**

68

早餐要吃好

早餐是一天中最重要的一餐。如果把身体看作一辆汽车，食物就是燃料。如果燃料不足或者没有燃料，汽车将如何行驶？研究表明，如果不吃早餐，身体一天的营养需求可能无法被满足（即使后来你把所有食物都补上了），你也更有可能在午餐前吃些高脂肪、高糖分的零食。

起床后两小时内吃早餐，开启美好的一天。

69

改头换面

服装，完成；头发，完成；饰品，完成；鞋子，完成；妆容，完成。太多了吗？起码留出一些（不需要太多）使你魅力大增的"战利品"（如果你担心钱，那就没意思了），尽享改变。你多久打造一次"新的"自己？必要的时候可以经常做，但不要失去理智。

 谁不喜欢焕然一新呢?

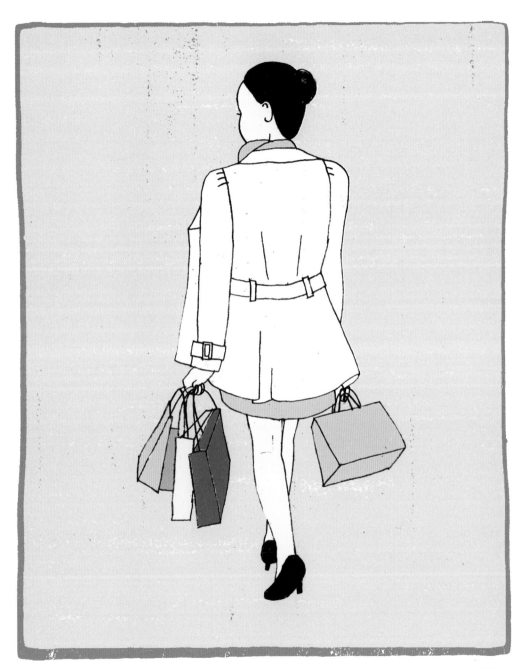

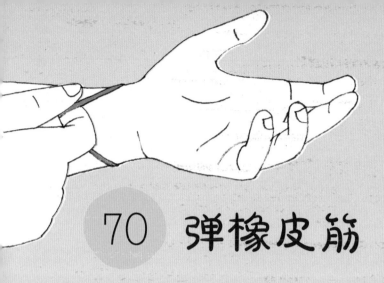

70 弹橡皮筋

一位医生在接受美国《妇女日》（*Woman's Day*）杂志采访时分享了一个减少焦虑的小妙招。她建议在手腕上绑一根橡皮筋，每当你开始担心某件事情的时候就弹一弹。这种灵活且简单的方式可以提醒自己，及时转向思考积极的事情。如果你是那种担心自己可能永远无法停止焦虑的人，或许这就是让你振作起来的诀窍。

像弹橡皮筋一样，
将焦虑从身上弹走。

71

了解真相

在大发雷霆之前，先弄清楚真相。你没必要担心自己无法控制的
事情。你的名声不受你的控制，所以没有必要坐立不安。即使别
人在散布关于你和你的（错误）行为的谣言，那也只是因为他们
嫉妒。把它抛在脑后，继续你的生活（生活本来就很短暂）。

**在了解所有信息之前先不要焦虑，
因为很可能没有焦虑的必要。**

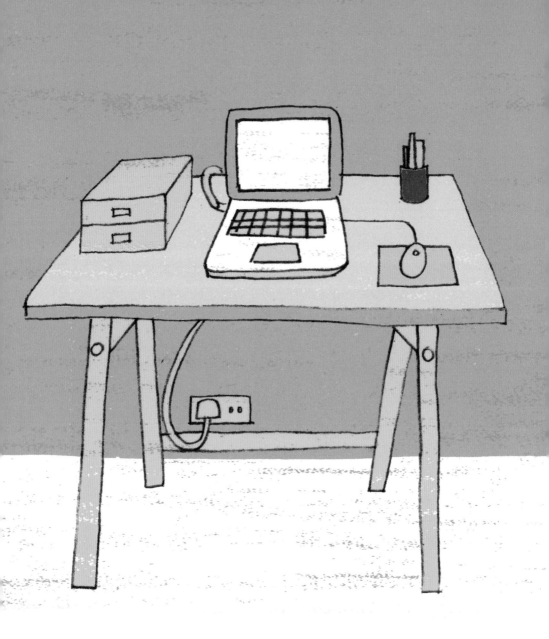

72

整理桌子

那句话是怎么说的？凌乱的办公桌会带来混乱的思维，因为凌乱是自由和满足的敌人，混乱的思维会滋生焦虑（更不用说压力、忧虑、健康问题，甚至是更多混乱）。如果你离开过家，你很有可能曾拖着一个"超载"的行李箱或背包走得很远，差点扔掉它（你不是唯一想这样做的人）。无论是在家休息、工作，还是娱乐时，轻装上阵，知道一切"尽在掌握"是减少焦虑的好方法。所以先从整理你的桌子开始吧。

如果你能轻松找到想要的文件、钥匙、最喜欢的咖啡杯，生活会更简单一点。

73

自私一点

大多数人都被教育：不要自私。我们被教导要慷慨地使用自己的资源，并公开与他人分享。但是如果你的油箱里没有油了，你就不能载别人一程。所以，如果有些东西你并不想要分享，那么何不友好地拒绝参与、购买、做出承诺呢？个人的时间、金钱和精力都是值得珍惜和明智投资的宝贵资源。

大胆说不。

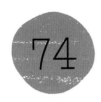

74

每次只做一件事

尽管你（以及那些工作效率极高的人）可能不这么认为，但是专家们表示，人类天生就不擅长同时处理多项任务。不管你怎么想，你的大脑一次只能专注于处理一件事情。例如，在处理多项任务时，同时做两件事会比一次只做一件事花费更多的时间。

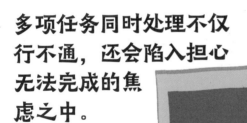

多项任务同时处理不仅行不通，还会陷入担心无法完成的焦虑之中。

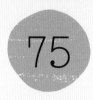

75

拥有信心

怀疑会让人崩溃。再加上一点忧虑，你就得到了一杯致命的鸡尾酒。不过别担心。你只需拥有信心，相信无论什么不好的事情降临，你都能应付得来；你能克服所有障碍，翻过所有路障，躲避所有飞行物，钻过所有缝隙，打败遇到的每一位"守门员"。没有信心，你就会一无所有。但是心怀乐观，你就能避免痛苦，从而避免为某些事情焦虑。为什么不竭尽所能去相信自己有能力克服所面临的任何困难呢？

**要对某人或某事
完全信赖或信任。**

不知道下个月要怎么交付房租或支付抵押贷款吗？你首先要相信自己有能力挣到足够的钱，至少不至于让自己睡在桥底下。

相信未知是一件冒险的事情。有远见的人能看到别人看不到的东西。每个创造者和发明家都曾对自己的创作拥有信心。

担心所有人都想加害于你吗？疑神疑鬼不是生活的方式。那么，为什么不相信人们通常都是友好的、乐于助人的、体贴的、善良的呢？

你总是因为焦虑而感到精疲力竭吗？静下心来好好想想，头脑风暴出一个（或三个）针对眼下问题的解决办法。记住：无论是在个人生活还是在职业生涯中，一个富有创造性的问题解决者都是非常受欢迎的。

你还在担心今天的工作完不成，甚至彻夜难眠吗？不如把担心的时间拿出来列一下待办事项清单，然后一项一项地完成。你会发现自己不仅条理清晰还效率颇高。

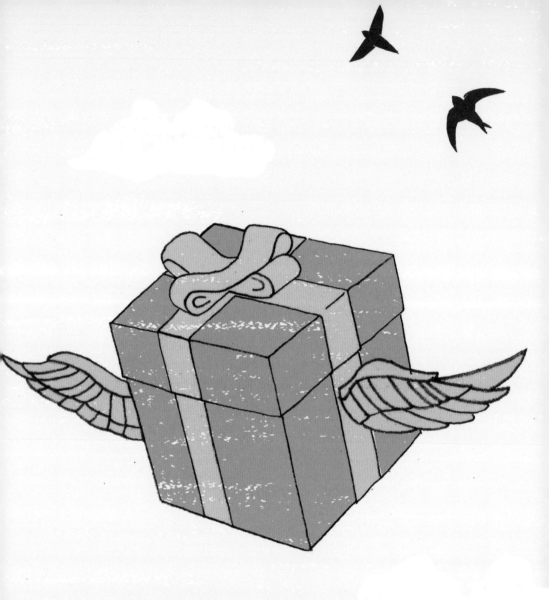

赠送物品

当我们只想乘风驶向热带岛屿时，物质财富可以是锚，在身后拖着我们，阻碍我们前进。或许你有一个装满东西的壁橱、地下室、车库、阁楼、衣柜、抽屉，而有很多东西你已经一年多没用过了。我有一位研究幸福和时间管理的好友，他的生活理念是：如果去年没用过某样物品，就把它送人。尽管这种方法并不适合所有人，但如果你看到他在与家人和朋友分享时的快乐，可能你还是会打开抽屉或壁橱，然后想：我能送出什么呢？

 是物尽其用，还是为物所困？

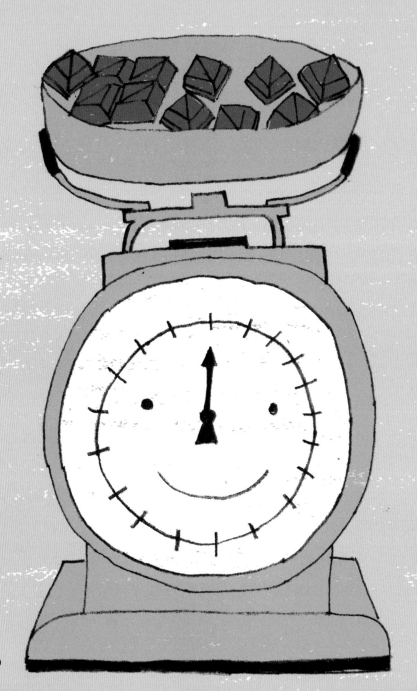

77

吃点巧克力

研究表明，吃点黑巧克力（而非牛奶巧克力）可以振奋精神。《蛋白质组学研究》杂志（*Journal of Proteome Research*）在连续两周的时间里，每天给小白鼠喂 1.5 盎司（约 42.5 克）黑巧克力，并测量它们的应激激素水平。不出所料，"被试人员"不仅压力更小，而且更快乐。

坐上糖分过山车，我们的情绪确实会起起落落，但当焦虑的利爪攫住你的时候，味道浓郁、近乎苦涩的黑巧克力所带来的振奋作用（这是咖啡因的功效）是对生命的喝彩，有什么比这更能驱除恐惧的恶魔呢？

每天吃一点黑巧克力，轻松赶走焦虑。

78 假装情况正好相反

这一简单又复杂到难以置信的心理游戏，可能是正确看待所有问题的方法。

假如你正在担心得不到刚刚申请的那份工作，不要为可能发生或不可能发生的事情而失眠，而要想象自己已经得到了这份工作。当然，如果最终没有得到这份工作，你会感到失望。但在知道结果之前，没有必要为此担心。或者如果你担心所爱之人不怀好意，只要假装他们不是就好了。

为某事而担心，恰恰证明你没有掌握全部事实。如果最终证明他们确实不怀好意，你反而可以泰然处之了。尽你所能，用积极的方式来引导生活中的人和物，你自然会在一开始就明白：无须焦虑。

 如果根本没什么好担心的呢？

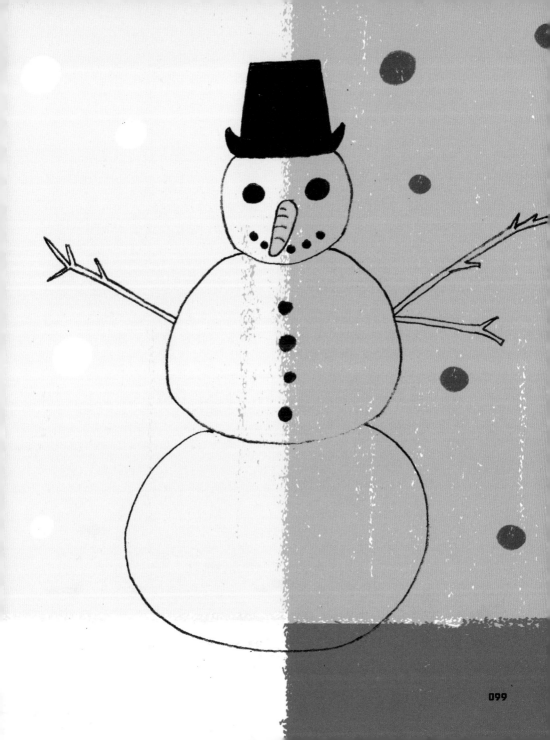

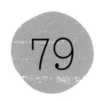

忘掉过去

未来是谜团,过去是历史。停下来想一想,在时空连续体中唯一存在的时刻就是现在。一秒钟前发生的一切已不复存在,你也不知道五分钟后会发生什么。一些精神导师认为,产生恐惧或焦虑都是由于"生活在"过去:我们记住了如电影般生动的尴尬瞬间,曾经体验过的负面经历。是的,避免重复犯"错误"是有好处的,但沉湎于过去只会让我们一瘸一拐、步履蹒跚。治愈伤痛,我们要做的是把它们当作人生道路上走过的每一步,接受并放手。

将过往抛诸脑后。

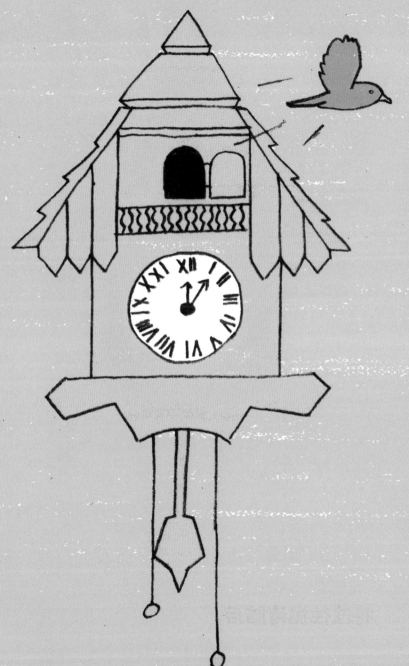

关注"是什么"，
而非"如何"

一些优秀的精神激励导师经常谈到要关注最终结果。不要被"如何"实现目标的细节和困难掣肘，每次迈出一小步，每时每刻都做必要的事情。你不可能每一次都猜得到结果。最终导致焦虑的唯一原因是：你还没有为了完成目标，坚定地付出努力。

**跟随灵感，
相信这个过程。**

81

做兼职

一天有 24 个小时，所以如果你在为还车贷或薪资太低而焦虑，你可以找一份兼职做一做。期待一夜暴富只会让你失望，所以慢慢来，好好研究，享受这个过程。谁知道你能创造出什么呢？

**孩子们睡觉后，
不要去网站上看视频了，
去工作吧。**

不要好奇别人 在想什么

将自己同别人比较是人类的本性。我们都会这样做，这不是我们的错。但事实上，大多数人都忙于思考你对他们的看法，而不会花时间来评判你和你的衣柜、家、朋友、家人或旧汽车。谢天谢地！错误的观念越少，生活中的压力越小。大约有 70 亿种方法可以用来做任何事情（这意味着你可以自由地做你想做的事情），何必再为别人不相干的观点而担心得要命呢？

在你为别人的想法而焦虑时，
他们也在为你的想法感到焦虑。
停下吧！

83 想象最糟糕的情况

问问自己：最糟糕的情况是什么？

如果想到不止一种情况，那么请拿出笔和纸，尽可能多地写下或许会降临在你身上的假想悲剧。假装你正在编写恐怖电影的剧本，想象自己微不足道的担忧引发的某些极端后果——因为你知道，大多数担忧都不会成为现实，不是吗？那么，为何不利用你的想象力去创造一些你所期待的美好事物呢？

停止思考你害怕什么，改用目标替代。

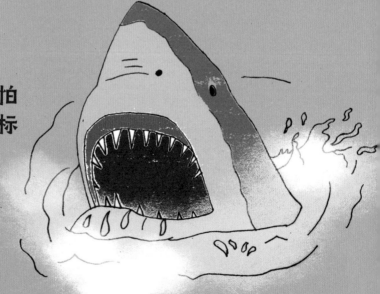

"如果我被解雇，找不到工作，最糟糕的情况是我近期会没有什么钱或为了省钱搬到便宜的出租屋中。好的一面是，可以看到哪位朋友会真正地帮助我，并好好思考一下之前做的这份工作是否适合自己，规划一下职业生涯。"

"如果我的车被偷了，最糟糕的情况是我得向路人借电话，打给朋友或者叫辆出租车，向警方报案，然后再通知保险公司。好的方面吗？我可以买辆新车。"

"如果我和朋友失去联系，最糟糕的情况是我可能会在一段时间内感到孤独。好的一面是，我可以开展新生活，结交新朋友。谁知道有哪些人正等我参加派对呢？"

"如果我始终遇不到合适的结婚对象，我将只能自己照顾自己，直至孤独终老。不过从好的方面看，可以尽情在单身游轮上与来自异国的陌生人共舞。"

"如果我的宠物死了，最糟糕的情况就是我会想念它。好的一面是，我会想起那些美好的时光。回忆我们分享过的快乐可以减轻痛苦。待时机成熟，我会再寻一只宠物用双倍的爱来爱护它。"

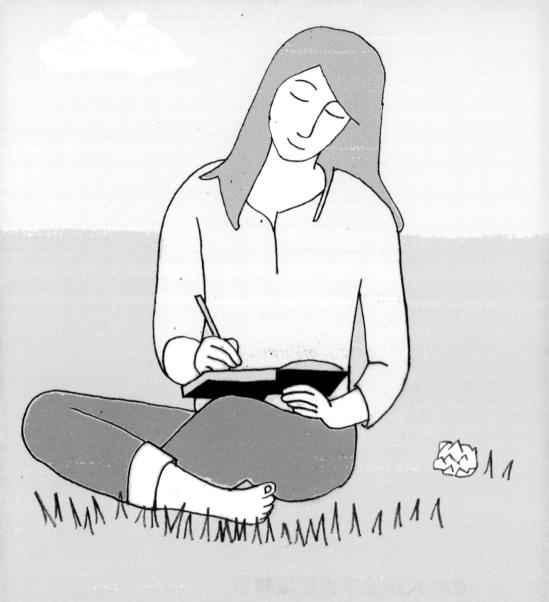

84

写下你的烦恼

如果真的很痛苦或很尴尬，你可以烧掉或撕碎证据，但暂时先试着不评判你的想法和感受。如果你讨厌或鄙视某人或某事，就说出来。如果你害怕什么东西，就把它写下来。如果你无法入睡、食不下咽、思维不清，那就活动活动手指，涂涂写写，直到大脑里没有任何杂念残留。释放想法，应该先把它们从脑海中放出来，整理到纸上有助于理解它们。

忽略大脑这个内部编辑器，将问题摆到纸面上。

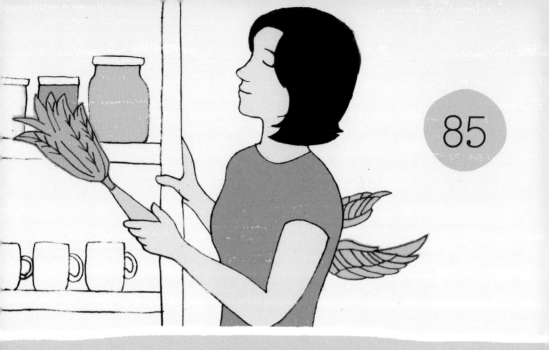

做家务

除非你是少数热衷于保持所有东西一尘不染的人，否则家务无处不在。一些简单的擦洗可以帮助你从焦虑中转移注意力。此外，还有其他好处——一个整洁的家给了你呼吸的空间，而出色地完成工作会带来成就感。

为家做清洁的同时也清洁了焦虑。

清理厨房橱柜。你知道你家厨房橱柜后面藏着什么吗？直面未知吧，把所有东西拿出来，扔掉所有过期或对你无益的东西，重新掌控、恢复秩序。

清理烤箱。你上次清理烤箱是什么时候？积聚的油脂和污垢对你的身体不好。所以要直面它，用你拥有的东西——喷雾剂、洗涤器——卖力擦拭，解决它。

用吸尘器清理家具下面和后面。不要只是粗略清扫，要把所有家具拉出来，用吸尘器清理下面和后面。这项锻炼对身体、大脑和精神都有好处。

熨烫衣物。熨平折痕、褶皱和忧虑，看着身边成堆的干净衣物和完成的任务。

铺上干净的床单。有什么比躺在新铺的床上更美好呢？想象一个全新的开始，然后睡个好觉——这是缓解焦虑最有效的"药物"之一。

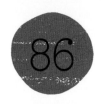

86

制作应急准备
工具箱

没有人能预知未来，因此做好最坏的打算是一个明智的决定。至少在汽车后备厢里放一些毯子、蜡烛、火柴、水、照明灯，因为你永远不知道会发生什么。安全总比后悔好，对吧？有些人认为建造防空洞是明智的，所以如果能减轻你的焦虑，就做好你的应急准备。

做好准备，一旦事情发生，你就不会那么担心了。

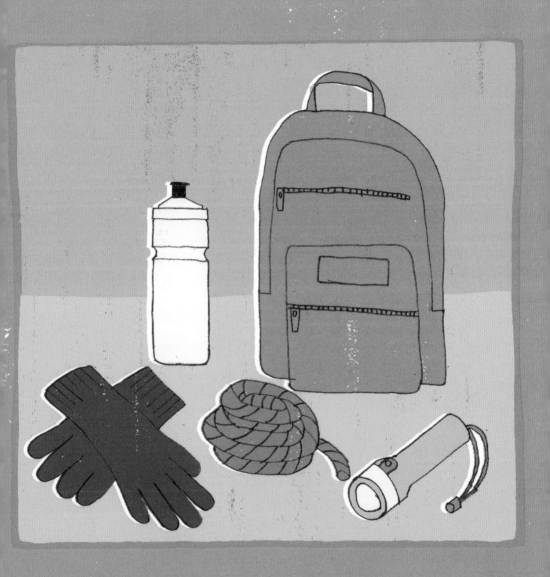

87 做出决定

成功者能快速决策，且不易改变；而失败者虽然改变主意的速度很快，但做决定却很慢。你是哪一种？你想成为谁？做出（或大或小的）决定时，你便已下定决心，因此可以不再焦虑。无论如何决定，凡事都有利有弊。人生在世是为了学习和成长。学走路时，你跌倒了多少次？这并不重要，只要你站起来了，并继续前行就好了。你唯一可能做错的决定是一直担心自己会做错决定。

没有决定就等于没有行动。

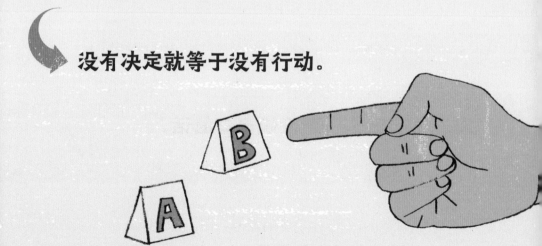

分享你的感受

如果担心自己可能被误解或不被倾听，你就必须说出来。如果对烦恼闭口不谈，那就没人能帮忙。有必要让别人知道你的感受吗？越早与你在乎的人分享你的恐惧和担忧，这些鬼东西就越不会纠缠你。那不是很好吗？没有人是天生的沟通者，但是分享感受是一项可以学习的技能。从请求你信任的人倾听开始。

真正的交流是听到没说出口的话。

89

报课

个人和职业发展的教育培训行业价值连城是有原因的。即使是继续教育或在线课程，也能让你获得转行、加薪或晋升所需的技能。如果你不能通勤或没有时间，也可以按照自己的节奏完成函授课程。

学得越多，
赚得越多。

90 和某人出去吃午餐

早餐之后，午餐是一天之中第二重要的一餐。还有什么比和你喜欢、爱慕或钦佩的人一起享受正午时光更好呢？午餐可以简单快捷，也可以复杂到持续一下午，这取决于你和你的伙伴。点杯奶昔，绕着街区走一走；或者拿瓶葡萄酒，吃点开胃菜，放松一下。觉得不够的话，

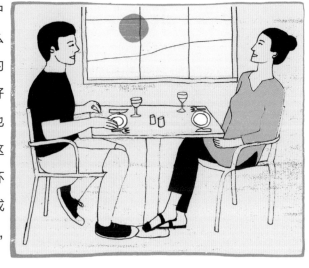

那就每周和最优秀的人共进一次午餐，让它成为一种惯例。和别人的联系越多，你的焦虑就越少（你也会学到更多）。

建议先吃甜点。

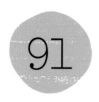

91

寻求支持

如果焦虑使你处于恐惧的边缘，那么去寻求一些支持吧。无论你选择（或找到）哪种形式的支持，每个人在某种程度上都需要帮助。这就是为什么存在大量的互助群体来缓解人们的恐惧。有些需要花钱，有些是免费的，但钱又有什么其他用途呢？如果没有健康的大脑、身体和精神，任何东西都无法减轻你的困扰和担忧。有时候，唯一的"出路"是"勇往直前"，所以为什么不直面那些让你害怕的声音，寻求支持，解决那些困扰你的问题呢？

你并不孤单。

92 辞职

一位员工持续做一份工作的平均时间是 4.6 年，所以辞职并不少见。如果你害怕上班，有什么办法可以减少开支或增加收入吗？你能在自己的房子里出租一个房间吗？如果能减少开支，你就不需要做太多工作来支付每月的账单。是的，暂时的"失业"可能会令人不舒服，但是你有多重视自己的理智呢？如果工作是焦虑的主要来源，你就必须做一些积极且有成效的事情来挽救局势。泰然处之吧。

如果你想进入演艺圈，那就离开工厂！

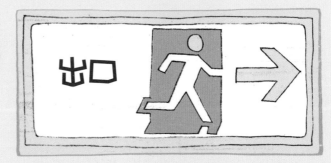

93

正确服用维生素

适当地补充维生素和矿物质是明智的，这可以减少对健康和幸福的焦虑。即使你一般都在当地的农贸市场购物、吃健康的食品，你的食物中仍可能会缺少一些重要的营养成分。身体在不同的阶段有不同的需求，因此最好咨询营养学家或医生，以获得最适合你的身体和生活方式的建议，合理补充营养。

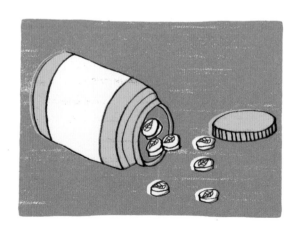

不是所有的维生素都适合你，正确地服用是关键。

准时

通过守时来减轻约会、计划和承诺的压力，让朋友、家人、同事、客户和合作者知道你很尊重他们。如果你知道自己经常迟到，那就计划早点出发。迟到是有压力的，所以别把时间表排得太满，以使自己从容不迫。每天都有足够的时间能让你准时。如此一来，你将保持一种平衡感，这有助于在繁忙的日程中管理好每个人和每件事。

**尊重别人，
别人也会尊重你。**

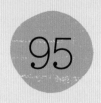

提高技能

无论什么事情，你都可以做得更好。我这样说并不是想让自己听起来像一个成就突出的家长或老板，但越是磨炼技能，你对朋友、家人、同事和所选择的行业就越有吸引力。如果你担心会被淘汰、被替代，那就开发、升级、拓宽自己的技能组合，投入时间、金钱和精力来改善自己的生活。

**在某一领域做得越好，
你就越不会担心生活
过得没有意义。**

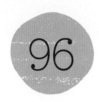

96

开设储蓄账户

如果你开始把照看孩子、添置新衣和买奶茶的钱的十分之一存起来，那么你已经养成了一个务实的习惯。即使还没有，现在未雨绸缪开始存钱也不晚。银行卡里的钱越多，焦虑就越少。尽管如此，还是有很多"月光族"（可能是因为他们从未感受过将辛苦赚来的钱存起来和进行投资的好处）。没有几件事情比为钱焦虑更让人倍感压力。所以如果你想放松一下，那就开始把赚到的钱的十分之一存起来吧。

总有下雨的时候。

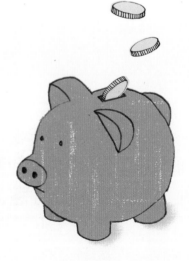

97

创造性地表达自己

你有丰富的想象力吗？你是否有创造东西的冲动？你能看到别人看不到的东西吗？你是否对颜色、纹理、形状、声音或图像着迷？如果你对上述任何一个问题的回答是肯定的，那你还等什么呢？行动吧！

用新的方式诠释你所感到、想到、看到、听到、尝到的东西，你会大吃一惊的。

存 500 元。用一个下午的时间和自己约会。去艺术用品店，向店员询问不同材料和工具的特性，以及可能呈现的结果。最后带一些美术用品回家使用。

听音乐时，问问自己哪种乐器最适合你。找一位老师，报名学习音乐。定期练习。演奏得越多，你就能演奏得越好；演奏得越好，你就想演奏得越多。

找一个口碑好的课程来学习如何写代码。学习如何只用一个键盘去创建软件，这会给予你无限的创造（和收入）潜力。

参加陶艺、锻造、玻璃吹制、编织、纸雕或烹饪课程——事实上，有很多课程可以让你学习不同形式的艺术性自我表达。所以，你还在等什么？

把你在内心深处酝酿的书写出来。随着个人出版的出现，只要有一个成熟的想法，你就可以在这个世界上留下自己的印记。无论它是食谱、回忆录、随笔还是小说，写一本书会像其他为数不多的创造性尝试一样，能够消除焦虑。

不要责怪别人

把自己的问题归咎于别人是不成熟的。你（总是）认为自己的烦恼、忧虑和问题是由其他人造成的，其实不然（也永远不会是）。曾是美国"第一夫人"的安娜·埃莉诺·罗斯福（Anna Eleanor Roosevelt）说过，没有你的同意，没有人能让你有所感觉。除非对自己的生活承担起全部责任，否则你很可能会继续焦虑（并因此永远不会为任何人或任何好事感到开心）。

受害者永远不会幸福。
如果你想要快乐，
记住：你才是自己的选择。

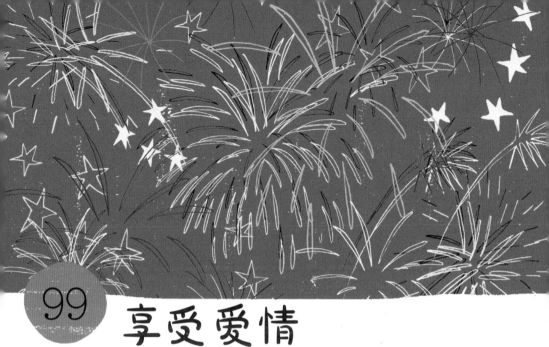

99 享受爱情

我们为什么要做同一件事？因为我们被良好的感觉激励着。如果爱情所带来的感觉没有那么好，不能减轻那么多压力，不能带给我们如此多的满足，那么为什么人类从古至今一直在讨论它呢？而且是爱情让我们整个物种得以延续。所以如果你读完本书，还在为某些事情担忧，那么你就知道该怎么做了。

 去谈恋爱吧！

100

什么都不做

如果精灵可以实现你的三个愿望，而你的前两个愿望是获得情感和物质上的成功，那么你的最后一个愿望很可能会像大多数人的一样：希望世界和平。而且像大多数人一样，你也会认为自己是个"好人"。所以我们的共同愿望越早实现，本书也就会越早成为历史。因为什么都不做，就什么都不会出错，也就没什么好担心的了。

成为会"闲"的人。